Dieses Buch gehört:

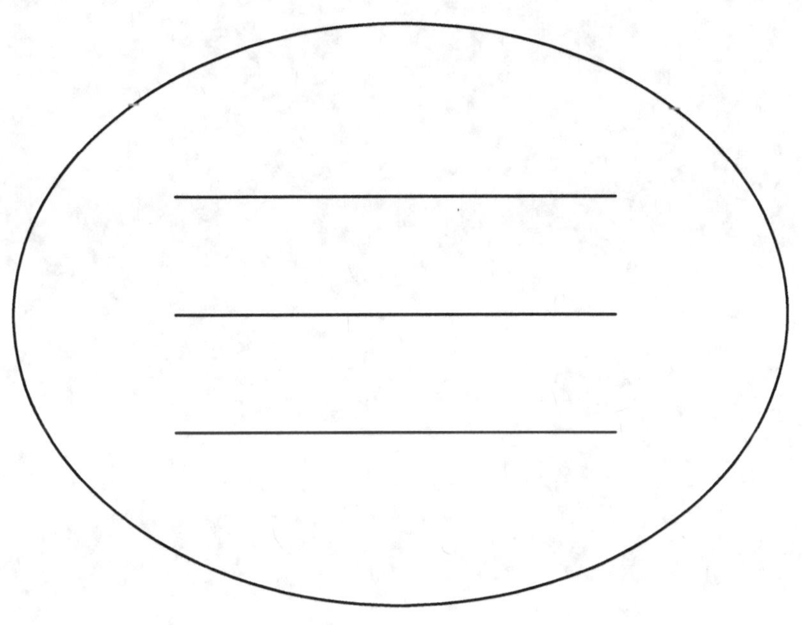

KÖRPERMAßE

	VORHER	ZIEL	NACHHER
BRUST			
OBERARM			
TAILLE			
HÜFTE			
OBERSCHENKEL			
UNTERSCHENKEL			
GEWICHT			

GRÖßE __________

BMI __________

MUSKELMASSE __________

KÖRPERFETT __________

KNOCHENMASSE __________

KÖRPERWASSER __________

GRUNDUMSATZ __________

TAG

TAG

WOCHE 1	1	2	3	4	5	6	7
WOCHE 2	8	9	10	11	12	13	14
WOCHE 3	15	16	17	18	19	20	21
WOCHE 4	22	23	24	25	26	27	28
WOCHE 5	29	30	31	32	33	34	35
WOCHE 6	36	37	38	39	40	41	42
WOCHE 7	43	44	45	46	47	48	49
WOCHE 8	50	51	52	53	54	55	56
WOCHE 9	57	58	59	60	61	62	63
WOCHE 10	64	65	66	67	68	69	70
WOCHE 11	71	72	73	74	75	76	77
WOCHE 12	78	79	80	81	82	83	84
WOCHE 13	85	86	87	88	89	90	

"**Das Geheimnis des ERFOLGS ist ANZUFANGEN**"

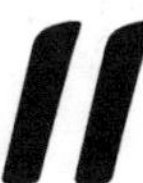

- Mark Twain -

TAG 1   DATUM ___________

FRÜHSTÜCK	MITTAGESSEN	ABENDESSEN	SNACKS
kcal	kcal	kcal	kcal
			GETRÄNKE

GESAMTKALORIEN ___________

5	6	7	8	9	10	11	12	13	14	15	17	18	19	20	21	22

(F) FRÜHSTÜCK   (M) MITTAGESSEN   (A) ABENDESSEN   (S) SNACKS

SPORT-BEWEGUNG-FITNESS	SETS-STRECKE	DAUER

SCHRITTE ___________   ØHERZFREQUENZ ___________

STRECKE ___________   GEWICHT ___________

ETAGEN ___________   SCHLAFDAUER ___________

ZUFRIEDEN   GEMÜTSZUSTAND

TAG 2 DATUM __________

FRÜHSTÜCK	MITTAGESSEN	ABENDESSEN	SNACKS
kcal	kcal	kcal	kcal
			GETRÄNKE

GESAMTKALORIEN __________

| 5 | 6 | 7 | 8 | 9 | 10 | 11 | 12 | 13 | 14 | 15 | 17 | 18 | 19 | 20 | 21 | 22 |

(F) FRÜHSTÜCK   (M) MITTAGESSEN   (A) ABENDESSEN   (S) SNACKS

SPORT-BEWEGUNG-FITNESS	SETS-STRECKE	DAUER

SCHRITTE __________ Ø HERZFREQUENZ __________

STRECKE __________ GEWICHT __________

ETAGEN __________ SCHLAFDAUER __________

ZUFRIEDEN

GEMÜTSZUSTAND

<table>
<tr><td colspan="5" align="center">TAG 3 DATUM ___________</td></tr>
<tr><td>FRÜHSTÜCK</td><td>MITTAGESSEN</td><td>ABENDESSEN</td><td>SNACKS</td></tr>
<tr><td align="right">kcal</td><td align="right">kcal</td><td align="right">kcal</td><td align="right">kcal</td></tr>
<tr><td></td><td></td><td></td><td></td></tr>
<tr><td></td><td></td><td></td><td></td></tr>
<tr><td></td><td></td><td></td><td>GETRÄNKE</td></tr>
<tr><td></td><td></td><td></td><td></td></tr>
<tr><td></td><td></td><td></td><td></td></tr>
<tr><td></td><td></td><td></td><td></td></tr>
</table>

GESAMTKALORIEN ___________

5	6	7	8	9	10	11	12	13	14	15	17	18	19	20	21	22

(F) FRÜHSTÜCK   (M) MITTAGESSEN   (A) ABENDESSEN   (S) SNACKS

SPORT-BEWEGUNG-FITNESS	SETS-STRECKE	DAUER

SCHRITTE ___________   Ø HERZFREQUENZ ___________

STRECKE ___________   GEWICHT ___________

ETAGEN ___________   SCHLAFDAUER ___________

ZUFRIEDEN   GEMÜTSZUSTAND

<table>
<tr><td colspan="4" align="center">TAG 4　　DATUM ___________</td></tr>
</table>

FRÜHSTÜCK	MITTAGESSEN	ABENDESSEN	SNACKS
kcal	kcal	kcal	kcal
			GETRÄNKE

GESAMTKALORIEN ___________

5	6	7	8	9	10	11	12	13	14	15	17	18	19	20	21	22

(F) FRÜHSTÜCK　　(M) MITTAGESSEN　　(A) ABENDESSEN　　(S) SNACKS

SPORT-BEWEGUNG-FITNESS	SETS-STRECKE	DAUER

SCHRITTE ___________　　　ØHERZFREQUENZ ___________

STRECKE ___________　　　GEWICHT ___________

ETAGEN ___________　　　SCHLAFDAUER ___________

ZUFRIEDEN

GEMÜTSZUSTAND

<table><tr><td colspan="4" align="center">**TAG 5**　DATUM _________</td></tr></table>

FRÜHSTÜCK	MITTAGESSEN	ABENDESSEN	SNACKS
kcal	kcal	kcal	kcal
			GETRÄNKE

GESAMTKALORIEN _________

5	6	7	8	9	10	11	12	13	14	15	17	18	19	20	21	22

Ⓕ FRÜHSTÜCK　　Ⓜ MITTAGESSEN　　Ⓐ ABENDESSEN　　Ⓢ SNACKS

SPORT-BEWEGUNG-FITNESS	SETS-STRECKE	DAUER

SCHRITTE _________　　ØHERZFREQUENZ _________

STRECKE _________　　GEWICHT _________

ETAGEN _________　　SCHLAFDAUER _________

ZUFRIEDEN　　　　　　　GEMÜTSZUSTAND

TAG 6 DATUM _________

FRÜHSTÜCK	MITTAGESSEN	ABENDESSEN	SNACKS
kcal	kcal	kcal	kcal
			GETRÄNKE

GESAMTKALORIEN _________

| 5 | 6 | 7 | 8 | 9 | 10 | 11 | 12 | 13 | 14 | 15 | 17 | 18 | 19 | 20 | 21 | 22 |

(F) FRÜHSTÜCK (M) MITTAGESSEN (A) ABENDESSEN (S) SNACKS

SPORT-BEWEGUNG-FITNESS	SETS-STRECKE	DAUER

SCHRITTE _________ Ø HERZFREQUENZ _________

STRECKE _________ GEWICHT _________

ETAGEN _________ SCHLAFDAUER _________

ZUFRIEDEN

GEMÜTSZUSTAND

FRÜHSTÜCK	MITTAGESSEN	ABENDESSEN	SNACKS
kcal	kcal	kcal	kcal
			GETRÄNKE

GESAMTKALORIEN ____________

5	6	7	8	9	10	11	12	13	14	15	17	18	19	20	21	22

(F) FRÜHSTÜCK   (M) MITTAGESSEN   (A) ABENDESSEN   (S) SNACKS

SPORT-BEWEGUNG-FITNESS	SETS-STRECKE	DAUER

SCHRITTE ____________   Ø HERZFREQUENZ ____________

STRECKE ____________   GEWICHT ____________

ETAGEN ____________   SCHLAFDAUER ____________

ZUFRIEDEN   GEMÜTSZUSTAND

<table>
<tr><td colspan="4" align="center">TAG 8   DATUM __________</td></tr>
</table>

FRÜHSTÜCK	MITTAGESSEN	ABENDESSEN	SNACKS
kcal	kcal	kcal	kcal
			GETRÄNKE

GESAMTKALORIEN __________

5	6	7	8	9	10	11	12	13	14	15	17	18	19	20	21	22

(F) FRÜHSTÜCK   (M) MITTAGESSEN   (A) ABENDESSEN   (S) SNACKS

SPORT-BEWEGUNG-FITNESS	SETS-STRECKE	DAUER

SCHRITTE __________   ∅ HERZFREQUENZ __________

STRECKE __________   GEWICHT __________

ETAGEN __________   SCHLAFDAUER __________

ZUFRIEDEN   GEMÜTSZUSTAND

TAG 9   DATUM ______________

FRÜHSTÜCK	MITTAGESSEN	ABENDESSEN	SNACKS
kcal	kcal	kcal	kcal
			GETRÄNKE

GESAMTKALORIEN ____________

5	6	7	8	9	10	11	12	13	14	15	17	18	19	20	21	22

(F) FRÜHSTÜCK   (M) MITTAGESSEN   (A) ABENDESSEN   (S) SNACKS

SPORT-BEWEGUNG-FITNESS	SETS-STRECKE	DAUER

👣 SCHRITTE ____________   ♥ ⌀HERZFREQUENZ ____________

📍 STRECKE ____________   ⚖ GEWICHT ____________

ETAGEN ____________   Zᶻᶻ SCHLAFDAUER ____________

ZUFRIEDEN   GEMÜTSZUSTAND

TAG 10   DATUM _________

FRÜHSTÜCK	MITTAGESSEN	ABENDESSEN	SNACKS
kcal	kcal	kcal	kcal
			GETRÄNKE

GESAMTKALORIEN _________

| 5 | 6 | 7 | 8 | 9 | 10 | 11 | 12 | 13 | 14 | 15 | 17 | 18 | 19 | 20 | 21 | 22 |

(F) FRÜHSTÜCK   (M) MITTAGESSEN   (A) ABENDESSEN   (S) SNACKS

SPORT-BEWEGUNG-FITNESS	SETS-STRECKE	DAUER

SCHRITTE _________   ♥ Ø HERZFREQUENZ _________

STRECKE _________   GEWICHT _________

ETAGEN _________ Z^{z^z} SCHLAFDAUER _________

ZUFRIEDEN

GEMÜTSZUSTAND

TAG 11   DATUM ___________

FRÜHSTÜCK	MITTAGESSEN	ABENDESSEN	SNACKS
kcal	kcal	kcal	kcal
			GETRÄNKE

GESAMTKALORIEN ___________

5	6	7	8	9	10	11	12	13	14	15	17	18	19	20	21	22

Ⓕ FRÜHSTÜCK   Ⓜ MITTAGESSEN   Ⓐ ABENDESSEN   Ⓢ SNACKS

SPORT-BEWEGUNG-FITNESS	SETS-STRECKE	DAUER

👣 SCHRITTE ___________   ♥ ∅HERZFREQUENZ ___________

📍 STRECKE ___________   ⚖ GEWICHT ___________

🪜 ETAGEN ___________   Zᶻᶻ SCHLAFDAUER ___________

ZUFRIEDEN

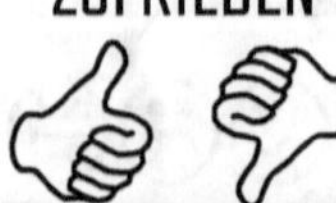

GEMÜTSZUSTAND

 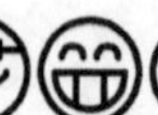   

TAG 12 DATUM __________

FRÜHSTÜCK	MITTAGESSEN	ABENDESSEN	SNACKS
kcal	kcal	kcal	kcal
			GETRÄNKE

GESAMTKALORIEN __________

| 5 | 6 | 7 | 8 | 9 | 10 | 11 | 12 | 13 | 14 | 15 | 17 | 18 | 19 | 20 | 21 | 22 |

Ⓕ FRÜHSTÜCK   Ⓜ MITTAGESSEN   Ⓐ ABENDESSEN   Ⓢ SNACKS

SPORT-BEWEGUNG-FITNESS	SETS-STRECKE	DAUER

SCHRITTE __________   ∅ HERZFREQUENZ __________

STRECKE __________   GEWICHT __________

ETAGEN __________   Zᶻᶻ SCHLAFDAUER __________

ZUFRIEDEN

GEMÜTSZUSTAND

TAG 13   DATUM _______________

FRÜHSTÜCK	MITTAGESSEN	ABENDESSEN	SNACKS
kcal	kcal	kcal	kcal
			GETRÄNKE

GESAMTKALORIEN _______________

| 5 | 6 | 7 | 8 | 9 | 10 | 11 | 12 | 13 | 14 | 15 | 17 | 18 | 19 | 20 | 21 | 22 |

(F) FRÜHSTÜCK   (M) MITTAGESSEN   (A) ABENDESSEN   (S) SNACKS

SPORT-BEWEGUNG-FITNESS	SETS-STRECKE	DAUER

SCHRITTE _______________   ØHERZFREQUENZ _______________

STRECKE _______________   GEWICHT _______________

ETAGEN _______________   SCHLAFDAUER _______________

ZUFRIEDEN   GEMÜTSZUSTAND

<table>
<tr><td colspan="4">TAG 14 DATUM ___________</td></tr>
</table>

FRÜHSTÜCK	MITTAGESSEN	ABENDESSEN	SNACKS
kcal	kcal	kcal	kcal
			GETRÄNKE

GESAMTKALORIEN ___________

5	6	7	8	9	10	11	12	13	14	15	17	18	19	20	21	22

Ⓕ FRÜHSTÜCK Ⓜ MITTAGESSEN Ⓐ ABENDESSEN Ⓢ SNACKS

SPORT-BEWEGUNG-FITNESS	SETS-STRECKE	DAUER

SCHRITTE ___________ ∅ HERZFREQUENZ ___________

STRECKE ___________ GEWICHT ___________

ETAGEN ___________ SCHLAFDAUER ___________

ZUFRIEDEN

GEMÜTSZUSTAND

FRÜHSTÜCK	MITTAGESSEN	ABENDESSEN	SNACKS
kcal	kcal	kcal	kcal
			GETRÄNKE

GESAMTKALORIEN ___________

| 5 | 6 | 7 | 8 | 9 | 10 | 11 | 12 | 13 | 14 | 15 | 17 | 18 | 19 | 20 | 21 | 22 |

(F) FRÜHSTÜCK   (M) MITTAGESSEN   (A) ABENDESSEN   (S) SNACKS

SPORT-BEWEGUNG-FITNESS	SETS-STRECKE	DAUER

SCHRITTE ___________   Ø HERZFREQUENZ ___________

STRECKE ___________   GEWICHT ___________

ETAGEN ___________   SCHLAFDAUER ___________

ZUFRIEDEN

GEMÜTSZUSTAND

TAG 16 DATUM _________

FRÜHSTÜCK	MITTAGESSEN	ABENDESSEN	SNACKS
kcal	kcal	kcal	kcal
			GETRÄNKE

GESAMTKALORIEN _________

5 6 7 8 9 10 11 12 13 14 15 17 18 19 20 21 22

Ⓕ FRÜHSTÜCK   Ⓜ MITTAGESSEN   Ⓐ ABENDESSEN   Ⓢ SNACKS

SPORT-BEWEGUNG-FITNESS	SETS-STRECKE	DAUER

👣 SCHRITTE _________   ♥ ∅HERZFREQUENZ _________

📍 STRECKE _________   ⚖ GEWICHT _________

📶 ETAGEN _________   Zᶻᶻ SCHLAFDAUER _________

ZUFRIEDEN

👍 👎

GEMÜTSZUSTAND

<table>
<tr><td colspan="4">TAG 17   DATUM _________</td></tr>
</table>

FRÜHSTÜCK	MITTAGESSEN	ABENDESSEN	SNACKS
kcal	kcal	kcal	kcal
			GETRÄNKE

GESAMTKALORIEN _________

5	6	7	8	9	10	11	12	13	14	15	17	18	19	20	21	22

Ⓕ FRÜHSTÜCK   Ⓜ MITTAGESSEN   Ⓐ ABENDESSEN   Ⓢ SNACKS

SPORT-BEWEGUNG-FITNESS	SETS-STRECKE	DAUER

SCHRITTE _________   ♥ ⌀ HERZFREQUENZ _________

STRECKE _________   GEWICHT _________

ETAGEN _________   Zᶻᶻ SCHLAFDAUER _________

ZUFRIEDEN   GEMÜTSZUSTAND

TAG 18 DATUM __________

FRÜHSTÜCK	MITTAGESSEN	ABENDESSEN	SNACKS
kcal	kcal	kcal	kcal
			GETRÄNKE

GESAMTKALORIEN __________

5	6	7	8	9	10	11	12	13	14	15	17	18	19	20	21	22

(F) FRÜHSTÜCK   (M) MITTAGESSEN   (A) ABENDESSEN   (S) SNACKS

SPORT-BEWEGUNG-FITNESS	SETS-STRECKE	DAUER

SCHRITTE __________   Ø HERZFREQUENZ __________

STRECKE __________   GEWICHT __________

ETAGEN __________   SCHLAFDAUER __________

ZUFRIEDEN   GEMÜTSZUSTAND

<table>
<tr><td colspan="4">TAG 19   DATUM __________</td></tr>
</table>

FRÜHSTÜCK	MITTAGESSEN	ABENDESSEN	SNACKS
kcal	kcal	kcal	kcal
			GETRÄNKE

GESAMTKALORIEN __________

5	6	7	8	9	10	11	12	13	14	15	17	18	19	20	21	22

(F) FRÜHSTÜCK   (M) MITTAGESSEN   (A) ABENDESSEN   (S) SNACKS

SPORT-BEWEGUNG-FITNESS	SETS-STRECKE	DAUER

SCHRITTE __________   ♥ Ø HERZFREQUENZ __________

STRECKE __________   GEWICHT __________

ETAGEN __________   Z^z SCHLAFDAUER __________

ZUFRIEDEN   GEMÜTSZUSTAND

TAG 20 DATUM _________

FRÜHSTÜCK	MITTAGESSEN	ABENDESSEN	SNACKS
kcal	kcal	kcal	kcal
			GETRÄNKE

GESAMTKALORIEN _________

| 5 | 6 | 7 | 8 | 9 | 10 | 11 | 12 | 13 | 14 | 15 | 17 | 18 | 19 | 20 | 21 | 22 |

Ⓕ FRÜHSTÜCK Ⓜ MITTAGESSEN Ⓐ ABENDESSEN Ⓢ SNACKS

SPORT-BEWEGUNG-FITNESS	SETS-STRECKE	DAUER

👣 SCHRITTE _________   ♥ ØHERZFREQUENZ _________

📍 STRECKE _________   ⚖ GEWICHT _________

🪜 ETAGEN _________   Zᶻᶻ SCHLAFDAUER _________

ZUFRIEDEN

GEMÜTSZUSTAND

TAG 21 DATUM ___________

FRÜHSTÜCK	MITTAGESSEN	ABENDESSEN	SNACKS
kcal	kcal	kcal	kcal
			GETRÄNKE

GESAMTKALORIEN ___________

5	6	7	8	9	10	11	12	13	14	15	17	18	19	20	21	22

Ⓕ FRÜHSTÜCK   Ⓜ MITTAGESSEN   Ⓐ ABENDESSEN   Ⓢ SNACKS

SPORT-BEWEGUNG-FITNESS	SETS-STRECKE	DAUER

👣 SCHRITTE ___________   ♥ ∅HERZFREQUENZ ___________

📍 STRECKE ___________   ⚖ GEWICHT ___________

🪜 ETAGEN ___________   Zᶻᶻ SCHLAFDAUER ___________

ZUFRIEDEN   **GEMÜTSZUSTAND**

👍 👎   ☺ ☺ ☺ 😀 😛 😖 ☹ 😣

TAG 22 DATUM _________

FRÜHSTÜCK	MITTAGESSEN	ABENDESSEN	SNACKS
kcal	kcal	kcal	kcal
			GETRÄNKE

GESAMTKALORIEN _________

| 5 | 6 | 7 | 8 | 9 | 10 | 11 | 12 | 13 | 14 | 15 | 17 | 18 | 19 | 20 | 21 | 22 |

(F) FRÜHSTÜCK　(M) MITTAGESSEN　(A) ABENDESSEN　(S) SNACKS

SPORT-BEWEGUNG-FITNESS	SETS-STRECKE	DAUER

SCHRITTE _________　Ø HERZFREQUENZ _________

STRECKE _________　GEWICHT _________

ETAGEN _________　SCHLAFDAUER _________

ZUFRIEDEN　　　　　GEMÜTSZUSTAND

TAG 23   DATUM _____________

FRÜHSTÜCK	MITTAGESSEN	ABENDESSEN	SNACKS
kcal	kcal	kcal	kcal
			GETRÄNKE
GESAMTKALORIEN _________			

5	6	7	8	9	10	11	12	13	14	15	17	18	19	20	21	22

(F) FRÜHSTÜCK   (M) MITTAGESSEN   (A) ABENDESSEN   (S) SNACKS

SPORT-BEWEGUNG-FITNESS	SETS-STRECKE	DAUER

SCHRITTE _____________   ♥ Ø HERZFREQUENZ _____________

STRECKE _____________   ⚖ GEWICHT _____________

ETAGEN _____________   Z^z SCHLAFDAUER _____________

ZUFRIEDEN   GEMÜTSZUSTAND

👍 👎   ☺ 😀 😎 😛 😜 😕 ☹ 😠

TAG 24   DATUM _______________

FRÜHSTÜCK	MITTAGESSEN	ABENDESSEN	SNACKS
kcal	kcal	kcal	kcal
			GETRÄNKE

GESAMTKALORIEN _____________

| 5 | 6 | 7 | 8 | 9 | 10 | 11 | 12 | 13 | 14 | 15 | 17 | 18 | 19 | 20 | 21 | 22 |

(F) FRÜHSTÜCK   (M) MITTAGESSEN   (A) ABENDESSEN   (S) SNACKS

SPORT-BEWEGUNG-FITNESS	SETS-STRECKE	DAUER

SCHRITTE _____________   Ø HERZFREQUENZ _____________

STRECKE _____________   GEWICHT _____________

ETAGEN _____________   SCHLAFDAUER _____________

ZUFRIEDEN

GEMÜTSZUSTAND

FRÜHSTÜCK	MITTAGESSEN	ABENDESSEN	SNACKS
kcal	kcal	kcal	kcal
			GETRÄNKE

GESAMTKALORIEN __________

5	6	7	8	9	10	11	12	13	14	15	17	18	19	20	21	22

(F) FRÜHSTÜCK   (M) MITTAGESSEN   (A) ABENDESSEN   (S) SNACKS

SPORT-BEWEGUNG-FITNESS	SETS-STRECKE	DAUER

SCHRITTE __________   ♥ ØHERZFREQUENZ __________

STRECKE __________   GEWICHT __________

ETAGEN __________ Z^{z^z} SCHLAFDAUER __________

ZUFRIEDEN   GEMÜTSZUSTAND

TAG 26   DATUM __________

FRÜHSTÜCK	MITTAGESSEN	ABENDESSEN	SNACKS
kcal	kcal	kcal	kcal
			GETRÄNKE

GESAMTKALORIEN __________

5	6	7	8	9	10	11	12	13	14	15	17	18	19	20	21	22

Ⓕ FRÜHSTÜCK   Ⓜ MITTAGESSEN   Ⓐ ABENDESSEN   Ⓢ SNACKS

SPORT-BEWEGUNG-FITNESS	SETS-STRECKE	DAUER

SCHRITTE __________   Ø HERZFREQUENZ __________

STRECKE __________   GEWICHT __________

ETAGEN __________   SCHLAFDAUER __________

ZUFRIEDEN   GEMÜTSZUSTAND

<table>
<tr><td colspan="4" align="center">TAG 27 DATUM __________</td></tr>
</table>

FRÜHSTÜCK	MITTAGESSEN	ABENDESSEN	SNACKS
kcal	kcal	kcal	kcal
			GETRÄNKE

GESAMTKALORIEN __________

5	6	7	8	9	10	11	12	13	14	15	17	18	19	20	21	22

Ⓕ FRÜHSTÜCK Ⓜ MITTAGESSEN Ⓐ ABENDESSEN Ⓢ SNACKS

SPORT-BEWEGUNG-FITNESS	SETS-STRECKE	DAUER

 SCHRITTE __________   ♥ Ø HERZFREQUENZ __________

 STRECKE __________   GEWICHT __________

 ETAGEN __________   Zᶻ SCHLAFDAUER __________

ZUFRIEDEN   **GEMÜTSZUSTAND**

TAG 28 DATUM __________

FRÜHSTÜCK	MITTAGESSEN	ABENDESSEN	SNACKS
kcal	kcal	kcal	kcal
			GETRÄNKE

GESAMTKALORIEN __________

5	6	7	8	9	10	11	12	13	14	15	17	18	19	20	21	22

(F) FRÜHSTÜCK   (M) MITTAGESSEN   (A) ABENDESSEN   (S) SNACKS

SPORT-BEWEGUNG-FITNESS	SETS-STRECKE	DAUER

SCHRITTE __________   Ø HERZFREQUENZ __________

STRECKE __________   GEWICHT __________

ETAGEN __________   SCHLAFDAUER __________

ZUFRIEDEN

GEMÜTSZUSTAND

DATUM __________

FRÜHSTÜCK	MITTAGESSEN	ABENDESSEN	SNACKS
kcal	kcal	kcal	kcal
			GETRÄNKE

GESAMTKALORIEN __________

5	6	7	8	9	10	11	12	13	14	15	17	18	19	20	21	22

(F) FRÜHSTÜCK (M) MITTAGESSEN (A) ABENDESSEN (S) SNACKS

SPORT-BEWEGUNG-FITNESS	SETS-STRECKE	DAUER

SCHRITTE __________   ⌀ HERZFREQUENZ __________

STRECKE __________   GEWICHT __________

ETAGEN __________   SCHLAFDAUER __________

ZUFRIEDEN

GEMÜTSZUSTAND

<table>
<tr><td colspan="4" align="center">TAG 30   DATUM ___________</td></tr>
</table>

FRÜHSTÜCK	MITTAGESSEN	ABENDESSEN	SNACKS
kcal	kcal	kcal	kcal
			GETRÄNKE

GESAMTKALORIEN ___________

5	6	7	8	9	10	11	12	13	14	15	17	18	19	20	21	22

Ⓕ FRÜHSTÜCK   Ⓜ MITTAGESSEN   Ⓐ ABENDESSEN   Ⓢ SNACKS

SPORT-BEWEGUNG-FITNESS	SETS-STRECKE	DAUER

👣 SCHRITTE ___________   ♥ ØHERZFREQUENZ ___________

📍 STRECKE ___________   ⚖ GEWICHT ___________

🪜 ETAGEN ___________   Z^z SCHLAFDAUER ___________

ZUFRIEDEN   **GEMÜTSZUSTAND**

👍 👎   ☺ 😃 😎 😁 😛 😕 ☹ 😣

TAG 31   DATUM __________

FRÜHSTÜCK	MITTAGESSEN	ABENDESSEN	SNACKS
kcal	kcal	kcal	kcal
			GETRÄNKE

GESAMTKALORIEN __________

| 5 | 6 | 7 | 8 | 9 | 10 | 11 | 12 | 13 | 14 | 15 | 17 | 18 | 19 | 20 | 21 | 22 |

Ⓕ FRÜHSTÜCK   Ⓜ MITTAGESSEN   Ⓐ ABENDESSEN   Ⓢ SNACKS

SPORT-BEWEGUNG-FITNESS	SETS-STRECKE	DAUER

SCHRITTE __________   ∅ HERZFREQUENZ __________

STRECKE __________   GEWICHT __________

ETAGEN __________   SCHLAFDAUER __________

ZUFRIEDEN

GEMÜTSZUSTAND

TAG 32   DATUM _________

FRÜHSTÜCK	MITTAGESSEN	ABENDESSEN	SNACKS
kcal	kcal	kcal	kcal
			GETRÄNKE

GESAMTKALORIEN _________

5	6	7	8	9	10	11	12	13	14	15	17	18	19	20	21	22

Ⓕ FRÜHSTÜCK   Ⓜ MITTAGESSEN   Ⓐ ABENDESSEN   Ⓢ SNACKS

SPORT-BEWEGUNG-FITNESS	SETS-STRECKE	DAUER

👣 SCHRITTE _________   ♥ ∅ HERZFREQUENZ _________

📍 STRECKE _________   ⚖ GEWICHT _________

🪜 ETAGEN _________   Zᶻᶻ SCHLAFDAUER _________

ZUFRIEDEN

👍 👎

GEMÜTSZUSTAND

☺ ☺ ☺ ☺ ☺ ☺ ☹ ☹

FRÜHSTÜCK	MITTAGESSEN	ABENDESSEN	SNACKS
kcal	kcal	kcal	kcal
			GETRÄNKE

GESAMTKALORIEN _________

5	6	7	8	9	10	11	12	13	14	15	17	18	19	20	21	22

Ⓕ FRÜHSTÜCK Ⓜ MITTAGESSEN Ⓐ ABENDESSEN Ⓢ SNACKS

SPORT-BEWEGUNG-FITNESS	SETS-STRECKE	DAUER

SCHRITTE _________   Ø HERZFREQUENZ _________

STRECKE _________   GEWICHT _________

ETAGEN _________   SCHLAFDAUER _________

ZUFRIEDEN

GEMÜTSZUSTAND

<table>
<tr><td colspan="4" align="center">TAG 34   DATUM __________</td></tr>
</table>

FRÜHSTÜCK	MITTAGESSEN	ABENDESSEN	SNACKS
kcal	kcal	kcal	kcal
			GETRÄNKE

GESAMTKALORIEN __________

5	6	7	8	9	10	11	12	13	14	15	17	18	19	20	21	22

(F) FRÜHSTÜCK   (M) MITTAGESSEN   (A) ABENDESSEN   (S) SNACKS

SPORT-BEWEGUNG-FITNESS	SETS-STRECKE	DAUER

SCHRITTE __________   ♥ ∅HERZFREQUENZ __________

STRECKE __________   GEWICHT __________

ETAGEN __________   Z^z SCHLAFDAUER __________

ZUFRIEDEN   GEMÜTSZUSTAND

| TAG 35 | | | DATUM __________ |

FRÜHSTÜCK	MITTAGESSEN	ABENDESSEN	SNACKS
kcal	kcal	kcal	kcal
			GETRÄNKE

GESAMTKALORIEN __________

| 5 | 6 | 7 | 8 | 9 | 10 | 11 | 12 | 13 | 14 | 15 | 17 | 18 | 19 | 20 | 21 | 22 |

Ⓕ FRÜHSTÜCK　　Ⓜ MITTAGESSEN　　Ⓐ ABENDESSEN　　Ⓢ SNACKS

SPORT-BEWEGUNG-FITNESS	SETS-STRECKE	DAUER

👣 SCHRITTE __________　　♥ ØHERZFREQUENZ __________

📍 STRECKE __________　　⚖ GEWICHT __________

📶 ETAGEN __________　　Zᶻᶻ SCHLAFDAUER __________

ZUFRIEDEN　　　　　　GEMÜTSZUSTAND

👍 👎　　　　😊 😃 😎 😁 😛 😣 😞 😫

 DATUM __________

FRÜHSTÜCK	MITTAGESSEN	ABENDESSEN	SNACKS
kcal	kcal	kcal	kcal
			GETRÄNKE

GESAMTKALORIEN __________

5	6	7	8	9	10	11	12	13	14	15	17	18	19	20	21	22

(F) FRÜHSTÜCK (M) MITTAGESSEN (A) ABENDESSEN (S) SNACKS

SPORT-BEWEGUNG-FITNESS	SETS-STRECKE	DAUER

SCHRITTE __________   ∅ HERZFREQUENZ __________

STRECKE __________   GEWICHT __________

ETAGEN __________   SCHLAFDAUER __________

ZUFRIEDEN

GEMÜTSZUSTAND

<table>
<tr><td colspan="4" align="center">TAG 37   DATUM ____________</td></tr>
</table>

FRÜHSTÜCK	MITTAGESSEN	ABENDESSEN	SNACKS
kcal	kcal	kcal	kcal
			GETRÄNKE

GESAMTKALORIEN ____________

5	6	7	8	9	10	11	12	13	14	15	17	18	19	20	21	22

Ⓕ FRÜHSTÜCK   Ⓜ MITTAGESSEN   Ⓐ ABENDESSEN   Ⓢ SNACKS

SPORT-BEWEGUNG-FITNESS	SETS-STRECKE	DAUER

👣 SCHRITTE ____________   ♥ ØHERZFREQUENZ ____________

📍 STRECKE ____________   ⚖ GEWICHT ____________

⌐ ETAGEN ____________   Z^z SCHLAFDAUER ____________

ZUFRIEDEN
👍 👎

GEMÜTSZUSTAND
😊 😃 😎 😁 😝 😕 ☹ 😣

TAG 38 DATUM __________

FRÜHSTÜCK	MITTAGESSEN	ABENDESSEN	SNACKS
kcal	kcal	kcal	kcal
			GETRÄNKE

GESAMTKALORIEN __________

5 6 7 8 9 10 11 12 13 14 15 17 18 19 20 21 22

(F) FRÜHSTÜCK   (M) MITTAGESSEN   (A) ABENDESSEN   (S) SNACKS

SPORT-BEWEGUNG-FITNESS	SETS-STRECKE	DAUER

SCHRITTE __________   Ø HERZFREQUENZ __________

STRECKE __________   GEWICHT __________

ETAGEN __________   SCHLAFDAUER __________

ZUFRIEDEN

GEMÜTSZUSTAND

FRÜHSTÜCK	MITTAGESSEN	ABENDESSEN	SNACKS
kcal	kcal	kcal	kcal
			GETRÄNKE

GESAMTKALORIEN __________

5	6	7	8	9	10	11	12	13	14	15	17	18	19	20	21	22

(F) FRÜHSTÜCK   (M) MITTAGESSEN   (A) ABENDESSEN   (S) SNACKS

SPORT-BEWEGUNG-FITNESS	SETS-STRECKE	DAUER

SCHRITTE __________   Ø HERZFREQUENZ __________

STRECKE __________   GEWICHT __________

ETAGEN __________   SCHLAFDAUER __________

ZUFRIEDEN

GEMÜTSZUSTAND

TAG 40 DATUM __________

FRÜHSTÜCK	MITTAGESSEN	ABENDESSEN	SNACKS
kcal	kcal	kcal	kcal
			GETRÄNKE

GESAMTKALORIEN __________

5	6	7	8	9	10	11	12	13	14	15	17	18	19	20	21	22

(F) FRÜHSTÜCK (M) MITTAGESSEN (A) ABENDESSEN (S) SNACKS

SPORT-BEWEGUNG-FITNESS	SETS-STRECKE	DAUER

SCHRITTE __________   ♥ Ø HERZFREQUENZ __________

STRECKE __________   GEWICHT __________

ETAGEN __________   Zᶻᶻ SCHLAFDAUER __________

ZUFRIEDEN   GEMÜTSZUSTAND

<table>
<tr><td colspan="5">TAG 41   DATUM __________</td></tr>
</table>

FRÜHSTÜCK	MITTAGESSEN	ABENDESSEN	SNACKS
kcal	kcal	kcal	kcal
			GETRÄNKE

GESAMTKALORIEN __________

5	6	7	8	9	10	11	12	13	14	15	17	18	19	20	21	22

(F) FRÜHSTÜCK   (M) MITTAGESSEN   (A) ABENDESSEN   (S) SNACKS

SPORT-BEWEGUNG-FITNESS	SETS-STRECKE	DAUER

🐾 SCHRITTE __________   ♥ ∅HERZFREQUENZ __________

📍 STRECKE __________   ⚖ GEWICHT __________

ETAGEN __________   Zᶻᶻ SCHLAFDAUER __________

ZUFRIEDEN 👍 👎

GEMÜTSZUSTAND 😊 😃 😎 😛 😜 😖 ☹ 😣

TAG 42   DATUM __________

FRÜHSTÜCK	MITTAGESSEN	ABENDESSEN	SNACKS
kcal	kcal	kcal	kcal
			GETRÄNKE

GESAMTKALORIEN __________

5 6 7 8 9 10 11 12 13 14 15 17 18 19 20 21 22

Ⓕ FRÜHSTÜCK   Ⓜ MITTAGESSEN   Ⓐ ABENDESSEN   Ⓢ SNACKS

SPORT-BEWEGUNG-FITNESS	SETS-STRECKE	DAUER

SCHRITTE __________   Ø HERZFREQUENZ __________

STRECKE __________   GEWICHT __________

ETAGEN __________   SCHLAFDAUER __________

ZUFRIEDEN

GEMÜTSZUSTAND

TAG 43   DATUM __________

FRÜHSTÜCK	MITTAGESSEN	ABENDESSEN	SNACKS
kcal	kcal	kcal	kcal
			GETRÄNKE

GESAMTKALORIEN __________

5	6	7	8	9	10	11	12	13	14	15	17	18	19	20	21	22

(F) FRÜHSTÜCK   (M) MITTAGESSEN   (A) ABENDESSEN   (S) SNACKS

SPORT-BEWEGUNG-FITNESS	SETS-STRECKE	DAUER

SCHRITTE __________   ⌀ HERZFREQUENZ __________

STRECKE __________   GEWICHT __________

ETAGEN __________   SCHLAFDAUER __________

ZUFRIEDEN

👍 👎

GEMÜTSZUSTAND

TAG 44   DATUM __________

FRÜHSTÜCK	MITTAGESSEN	ABENDESSEN	SNACKS
kcal	kcal	kcal	kcal
			GETRÄNKE

GESAMTKALORIEN __________

5	6	7	8	9	10	11	12	13	14	15	17	18	19	20	21	22

Ⓕ FRÜHSTÜCK   Ⓜ MITTAGESSEN   Ⓐ ABENDESSEN   Ⓢ SNACKS

SPORT-BEWEGUNG-FITNESS	SETS-STRECKE	DAUER

👣 SCHRITTE __________   ♥ ØHERZFREQUENZ __________

📍 STRECKE __________   ⚖ GEWICHT __________

🪜 ETAGEN __________   Zᶻ SCHLAFDAUER __________

ZUFRIEDEN   GEMÜTSZUSTAND

FRÜHSTÜCK	MITTAGESSEN	ABENDESSEN	SNACKS
kcal	kcal	kcal	kcal
			GETRÄNKE

GESAMTKALORIEN __________

5	6	7	8	9	10	11	12	13	14	15	17	18	19	20	21	22

Ⓕ FRÜHSTÜCK Ⓜ MITTAGESSEN Ⓐ ABENDESSEN Ⓢ SNACKS

SPORT-BEWEGUNG-FITNESS	SETS-STRECKE	DAUER

SCHRITTE __________ ♥ ØHERZFREQUENZ __________

STRECKE __________ GEWICHT __________

ETAGEN __________ Z^z SCHLAFDAUER __________

ZUFRIEDEN

GEMÜTSZUSTAND

TAG 46 DATUM __________

FRÜHSTÜCK	MITTAGESSEN	ABENDESSEN	SNACKS
kcal	kcal	kcal	kcal
			GETRÄNKE

GESAMTKALORIEN __________

| 5 | 6 | 7 | 8 | 9 | 10 | 11 | 12 | 13 | 14 | 15 | 17 | 18 | 19 | 20 | 21 | 22 |

Ⓕ FRÜHSTÜCK　　Ⓜ MITTAGESSEN　　Ⓐ ABENDESSEN　　Ⓢ SNACKS

SPORT-BEWEGUNG-FITNESS	SETS-STRECKE	DAUER

SCHRITTE __________　　♥ ØHERZFREQUENZ __________

STRECKE __________　　⚖ GEWICHT __________

ETAGEN __________　　Z^z^z SCHLAFDAUER __________

ZUFRIEDEN　　　　　　GEMÜTSZUSTAND

TAG 47 DATUM ___________

FRÜHSTÜCK	MITTAGESSEN	ABENDESSEN	SNACKS
kcal	kcal	kcal	kcal
			GETRÄNKE

GESAMTKALORIEN ___________

5	6	7	8	9	10	11	12	13	14	15	17	18	19	20	21	22

(F) FRÜHSTÜCK   (M) MITTAGESSEN   (A) ABENDESSEN   (S) SNACKS

SPORT-BEWEGUNG-FITNESS	SETS-STRECKE	DAUER

SCHRITTE ___________   ♥ ∅HERZFREQUENZ ___________

STRECKE ___________   GEWICHT ___________

ETAGEN ___________   Z^z SCHLAFDAUER ___________

ZUFRIEDEN

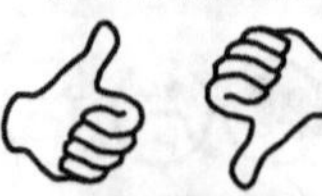

GEMÜTSZUSTAND

TAG 48   DATUM ___________

FRÜHSTÜCK	MITTAGESSEN	ABENDESSEN	SNACKS
kcal	kcal	kcal	kcal
			GETRÄNKE

GESAMTKALORIEN ___________

5	6	7	8	9	10	11	12	13	14	15	17	18	19	20	21	22

Ⓕ FRÜHSTÜCK   Ⓜ MITTAGESSEN   Ⓐ ABENDESSEN   Ⓢ SNACKS

SPORT-BEWEGUNG-FITNESS	SETS-STRECKE	DAUER

SCHRITTE ___________   Ø HERZFREQUENZ ___________

STRECKE ___________   GEWICHT ___________

ETAGEN ___________   SCHLAFDAUER ___________

ZUFRIEDEN

GEMÜTSZUSTAND

TAG 49   DATUM __________

FRÜHSTÜCK	MITTAGESSEN	ABENDESSEN	SNACKS
kcal	kcal	kcal	kcal
			GETRÄNKE

GESAMTKALORIEN __________

5   6   7   8   9   10   11   12   13   14   15   17   18   19   20   21   22

Ⓕ FRÜHSTÜCK   Ⓜ MITTAGESSEN   Ⓐ ABENDESSEN   Ⓢ SNACKS

SPORT-BEWEGUNG-FITNESS	SETS-STRECKE	DAUER

SCHRITTE __________   ∅ HERZFREQUENZ __________

STRECKE __________   GEWICHT __________

ETAGEN __________   SCHLAFDAUER __________

ZUFRIEDEN   GEMÜTSZUSTAND

   DATUM ___________

FRÜHSTÜCK	MITTAGESSEN	ABENDESSEN	SNACKS
kcal	kcal	kcal	kcal
			GETRÄNKE

GESAMTKALORIEN ___________

5	6	7	8	9	10	11	12	13	14	15	17	18	19	20	21	22

(F) FRÜHSTÜCK   (M) MITTAGESSEN   (A) ABENDESSEN   (S) SNACKS

SPORT-BEWEGUNG-FITNESS	SETS-STRECKE	DAUER

👣 SCHRITTE ___________   ♥ Ø HERZFREQUENZ ___________

📍 STRECKE ___________   ⚖ GEWICHT ___________

🪜 ETAGEN ___________   Zᶻᶻ SCHLAFDAUER ___________

ZUFRIEDEN   **GEMÜTSZUSTAND**

👍 👎   😊 😄 😎 😁 😬 😵 ☹ 😣

TAG 51   DATUM __________

FRÜHSTÜCK	MITTAGESSEN	ABENDESSEN	SNACKS
kcal	kcal	kcal	kcal
			GETRÄNKE
GESAMTKALORIEN __________			

5	6	7	8	9	10	11	12	13	14	15	17	18	19	20	21	22

(F) FRÜHSTÜCK   (M) MITTAGESSEN   (A) ABENDESSEN   (S) SNACKS

SPORT-BEWEGUNG-FITNESS	SETS-STRECKE	DAUER

SCHRITTE __________   Ø HERZFREQUENZ __________

STRECKE __________   GEWICHT __________

ETAGEN __________   SCHLAFDAUER __________

ZUFRIEDEN   GEMÜTSZUSTAND

<table>
<tr><td colspan="4" align="center">TAG 52　　DATUM __________</td></tr>
<tr><th>FRÜHSTÜCK</th><th>MITTAGESSEN</th><th>ABENDESSEN</th><th>SNACKS</th></tr>
<tr><td align="right">kcal</td><td align="right">kcal</td><td align="right">kcal</td><td align="right">kcal</td></tr>
<tr><td></td><td></td><td></td><td></td></tr>
<tr><td></td><td></td><td></td><td></td></tr>
<tr><td></td><td></td><td></td><td align="right">GETRÄNKE</td></tr>
<tr><td></td><td></td><td></td><td></td></tr>
<tr><td></td><td></td><td></td><td></td></tr>
<tr><td></td><td></td><td></td><td></td></tr>
</table>

GESAMTKALORIEN __________

5	6	7	8	9	10	11	12	13	14	15	17	18	19	20	21	22

(F) FRÜHSTÜCK　　(M) MITTAGESSEN　　(A) ABENDESSEN　　(S) SNACKS

SPORT-BEWEGUNG-FITNESS	SETS-STRECKE	DAUER

SCHRITTE __________　　♥ ØHERZFREQUENZ __________

STRECKE __________　　⚖ GEWICHT __________

ETAGEN __________　　Zᶻᶻ SCHLAFDAUER __________

ZUFRIEDEN 👍 👎

GEMÜTSZUSTAND

TAG 53   DATUM ___________

FRÜHSTÜCK	MITTAGESSEN	ABENDESSEN	SNACKS
kcal	kcal	kcal	kcal
			GETRÄNKE

GESAMTKALORIEN ___________

5	6	7	8	9	10	11	12	13	14	15	17	18	19	20	21	22

Ⓕ FRÜHSTÜCK   Ⓜ MITTAGESSEN   Ⓐ ABENDESSEN   Ⓢ SNACKS

SPORT-BEWEGUNG-FITNESS	SETS-STRECKE	DAUER

SCHRITTE ___________   ∅ HERZFREQUENZ ___________

STRECKE ___________   GEWICHT ___________

ETAGEN ___________   SCHLAFDAUER ___________

ZUFRIEDEN   GEMÜTSZUSTAND

FRÜHSTÜCK	MITTAGESSEN	ABENDESSEN	SNACKS
kcal	kcal	kcal	kcal
			GETRÄNKE

GESAMTKALORIEN ___________

5	6	7	8	9	10	11	12	13	14	15	17	18	19	20	21	22

Ⓕ FRÜHSTÜCK   Ⓜ MITTAGESSEN   Ⓐ ABENDESSEN   Ⓢ SNACKS

SPORT-BEWEGUNG-FITNESS	SETS-STRECKE	DAUER

👣 SCHRITTE ___________   ♥ ⌀HERZFREQUENZ ___________

📍 STRECKE ___________   ⚖ GEWICHT ___________

🪜 ETAGEN ___________   Z^z SCHLAFDAUER ___________

ZUFRIEDEN   GEMÜTSZUSTAND

TAG 55 DATUM ___________

FRÜHSTÜCK	MITTAGESSEN	ABENDESSEN	SNACKS
kcal	kcal	kcal	kcal
			GETRÄNKE

GESAMTKALORIEN ___________

| 5 | 6 | 7 | 8 | 9 | 10 | 11 | 12 | 13 | 14 | 15 | 17 | 18 | 19 | 20 | 21 | 22 |

(F) FRÜHSTÜCK (M) MITTAGESSEN (A) ABENDESSEN (S) SNACKS

SPORT-BEWEGUNG-FITNESS	SETS-STRECKE	DAUER

SCHRITTE ___________   Ø HERZFREQUENZ ___________

STRECKE ___________   GEWICHT ___________

ETAGEN ___________   SCHLAFDAUER ___________

ZUFRIEDEN

GEMÜTSZUSTAND

TAG 56 DATUM __________

FRÜHSTÜCK	MITTAGESSEN	ABENDESSEN	SNACKS
kcal	kcal	kcal	kcal
			GETRÄNKE

GESAMTKALORIEN __________

| 5 | 6 | 7 | 8 | 9 | 10 | 11 | 12 | 13 | 14 | 15 | 17 | 18 | 19 | 20 | 21 | 22 |

Ⓕ FRÜHSTÜCK   Ⓜ MITTAGESSEN   Ⓐ ABENDESSEN   Ⓢ SNACKS

SPORT-BEWEGUNG-FITNESS	SETS-STRECKE	DAUER

SCHRITTE __________   ♥ Ø HERZFREQUENZ __________

STRECKE __________   GEWICHT __________

ETAGEN __________   Z^z^z SCHLAFDAUER __________

ZUFRIEDEN

GEMÜTSZUSTAND

TAG 57   DATUM __________

FRÜHSTÜCK	MITTAGESSEN	ABENDESSEN	SNACKS
kcal	kcal	kcal	kcal
			GETRÄNKE

GESAMTKALORIEN __________

5	6	7	8	9	10	11	12	13	14	15	17	18	19	20	21	22

Ⓕ FRÜHSTÜCK   Ⓜ MITTAGESSEN   Ⓐ ABENDESSEN   Ⓢ SNACKS

SPORT-BEWEGUNG-FITNESS	SETS-STRECKE	DAUER

👣 SCHRITTE __________   ♥ ⌀HERZFREQUENZ __________

📍 STRECKE __________   ⚖ GEWICHT __________

⌐ ETAGEN __________   Zᶻᶻ SCHLAFDAUER __________

ZUFRIEDEN   GEMÜTSZUSTAND

<table>
<tr><td colspan="4" align="center">TAG 58   DATUM __________</td></tr>
</table>

FRÜHSTÜCK	MITTAGESSEN	ABENDESSEN	SNACKS
kcal	kcal	kcal	kcal
			GETRÄNKE

GESAMTKALORIEN __________

5	6	7	8	9	10	11	12	13	14	15	17	18	19	20	21	22

(F) FRÜHSTÜCK   (M) MITTAGESSEN   (A) ABENDESSEN   (S) SNACKS

SPORT-BEWEGUNG-FITNESS	SETS-STRECKE	DAUER

SCHRITTE __________   Ø HERZFREQUENZ __________

STRECKE __________   GEWICHT __________

ETAGEN __________   SCHLAFDAUER __________

ZUFRIEDEN   **GEMÜTSZUSTAND**

FRÜHSTÜCK	MITTAGESSEN	ABENDESSEN	SNACKS
kcal	kcal	kcal	kcal
			GETRÄNKE

GESAMTKALORIEN ____________

5	6	7	8	9	10	11	12	13	14	15	17	18	19	20	21	22

(F) FRÜHSTÜCK (M) MITTAGESSEN (A) ABENDESSEN (S) SNACKS

SPORT-BEWEGUNG-FITNESS	SETS-STRECKE	DAUER

SCHRITTE ____________   Ø HERZFREQUENZ ____________

STRECKE ____________   GEWICHT ____________

ETAGEN ____________   SCHLAFDAUER ____________

ZUFRIEDEN

GEMÜTSZUSTAND

TAG 60 DATUM ___________

FRÜHSTÜCK	MITTAGESSEN	ABENDESSEN	SNACKS
kcal	kcal	kcal	kcal
			GETRÄNKE

GESAMTKALORIEN ___________

| 5 | 6 | 7 | 8 | 9 | 10 | 11 | 12 | 13 | 14 | 15 | 17 | 18 | 19 | 20 | 21 | 22 |

Ⓕ FRÜHSTÜCK   Ⓜ MITTAGESSEN   Ⓐ ABENDESSEN   Ⓢ SNACKS

SPORT-BEWEGUNG-FITNESS	SETS-STRECKE	DAUER

👣 SCHRITTE ___________   ❤ ØHERZFREQUENZ ___________

📍 STRECKE ___________   ⚖ GEWICHT ___________

🪜 ETAGEN ___________   Z^z SCHLAFDAUER ___________

ZUFRIEDEN 👍 👎

GEMÜTSZUSTAND 🙂 😀 😎 😁 😛 😵 ☹ 😣

<table>
<tr><td colspan="2">**TAG 61**</td><td colspan="2">DATUM __________</td></tr>
</table>

FRÜHSTÜCK	MITTAGESSEN	ABENDESSEN	SNACKS
kcal	kcal	kcal	kcal
			GETRÄNKE

GESAMTKALORIEN __________

5	6	7	8	9	10	11	12	13	14	15	17	18	19	20	21	22

(F) FRÜHSTÜCK   (M) MITTAGESSEN   (A) ABENDESSEN   (S) SNACKS

SPORT-BEWEGUNG-FITNESS	SETS-STRECKE	DAUER

SCHRITTE __________   ∅ HERZFREQUENZ __________

STRECKE __________   GEWICHT __________

ETAGEN __________   Zᶻᶻ SCHLAFDAUER __________

ZUFRIEDEN

GEMÜTSZUSTAND

FRÜHSTÜCK	MITTAGESSEN	ABENDESSEN	SNACKS
kcal	kcal	kcal	kcal
			GETRÄNKE

GESAMTKALORIEN _______________

5	6	7	8	9	10	11	12	13	14	15	17	18	19	20	21	22

(F) FRÜHSTÜCK   (M) MITTAGESSEN   (A) ABENDESSEN   (S) SNACKS

SPORT-BEWEGUNG-FITNESS	SETS-STRECKE	DAUER

SCHRITTE _____________   ØHERZFREQUENZ _____________

STRECKE _____________   GEWICHT _____________

ETAGEN _____________   SCHLAFDAUER _____________

ZUFRIEDEN   GEMÜTSZUSTAND

TAG 63   DATUM ___________

FRÜHSTÜCK	MITTAGESSEN	ABENDESSEN	SNACKS
kcal	kcal	kcal	kcal
			GETRÄNKE

GESAMTKALORIEN ___________

5	6	7	8	9	10	11	12	13	14	15	17	18	19	20	21	22

(F) FRÜHSTÜCK   (M) MITTAGESSEN   (A) ABENDESSEN   (S) SNACKS

SPORT-BEWEGUNG-FITNESS	SETS-STRECKE	DAUER

SCHRITTE ___________   ∅ HERZFREQUENZ ___________

STRECKE ___________   GEWICHT ___________

ETAGEN ___________   SCHLAFDAUER ___________

ZUFRIEDEN   GEMÜTSZUSTAND

TAG 64   DATUM _________

FRÜHSTÜCK	MITTAGESSEN	ABENDESSEN	SNACKS
kcal	kcal	kcal	kcal
			GETRÄNKE

GESAMTKALORIEN _________

| 5 | 6 | 7 | 8 | 9 | 10 | 11 | 12 | 13 | 14 | 15 | 17 | 18 | 19 | 20 | 21 | 22 |

Ⓕ FRÜHSTÜCK   Ⓜ MITTAGESSEN   Ⓐ ABENDESSEN   Ⓢ SNACKS

SPORT-BEWEGUNG-FITNESS	SETS-STRECKE	DAUER

👣 SCHRITTE _________   ♥ ∅ HERZFREQUENZ _________

📍 STRECKE _________   ⚖ GEWICHT _________

📶 ETAGEN _________   Zᶻᶻ SCHLAFDAUER _________

ZUFRIEDEN

👍 👎

GEMÜTSZUSTAND

🙂 😃 😄 😁 😛 😣 🙁 😝

FRÜHSTÜCK	MITTAGESSEN	ABENDESSEN	SNACKS
kcal	kcal	kcal	kcal
			GETRÄNKE

GESAMTKALORIEN __________

5	6	7	8	9	10	11	12	13	14	15	17	18	19	20	21	22

Ⓕ FRÜHSTÜCK   Ⓜ MITTAGESSEN   Ⓐ ABENDESSEN   Ⓢ SNACKS

SPORT-BEWEGUNG-FITNESS	SETS-STRECKE	DAUER

SCHRITTE __________   ♥ ⌀HERZFREQUENZ __________

STRECKE __________   GEWICHT __________

ETAGEN __________   Zᶻᶻ SCHLAFDAUER __________

ZUFRIEDEN   **GEMÜTSZUSTAND**

TAG 66 DATUM ___________

FRÜHSTÜCK	MITTAGESSEN	ABENDESSEN	SNACKS
kcal	kcal	kcal	kcal
			GETRÄNKE

GESAMTKALORIEN ___________

| 5 | 6 | 7 | 8 | 9 | 10 | 11 | 12 | 13 | 14 | 15 | 17 | 18 | 19 | 20 | 21 | 22 |

Ⓕ FRÜHSTÜCK   Ⓜ MITTAGESSEN   Ⓐ ABENDESSEN   Ⓢ SNACKS

SPORT-BEWEGUNG-FITNESS	SETS-STRECKE	DAUER

👣 SCHRITTE ___________   ♥ ∅ HERZFREQUENZ ___________

📍 STRECKE ___________   ⚖ GEWICHT ___________

ETAGEN ___________   Zᶻᶻ SCHLAFDAUER ___________

ZUFRIEDEN   GEMÜTSZUSTAND

TAG 67 DATUM __________

FRÜHSTÜCK	MITTAGESSEN	ABENDESSEN	SNACKS
kcal	kcal	kcal	kcal
			GETRÄNKE

GESAMTKALORIEN __________

| 5 | 6 | 7 | 8 | 9 | 10 | 11 | 12 | 13 | 14 | 15 | 17 | 18 | 19 | 20 | 21 | 22 |

Ⓕ FRÜHSTÜCK   Ⓜ MITTAGESSEN   Ⓐ ABENDESSEN   Ⓢ SNACKS

SPORT-BEWEGUNG-FITNESS	SETS-STRECKE	DAUER

👣 SCHRITTE __________   ♥ ∅HERZFREQUENZ __________

📍 STRECKE __________   ⚖ GEWICHT __________

⌐ ETAGEN __________   Zᶻ SCHLAFDAUER __________

ZUFRIEDEN   GEMÜTSZUSTAND

👍 👎   🙂 😃 😎 😁 😛 😣 ☹ 😖

FRÜHSTÜCK	MITTAGESSEN	ABENDESSEN	SNACKS
kcal	kcal	kcal	kcal
			GETRÄNKE

GESAMTKALORIEN ___________

5	6	7	8	9	10	11	12	13	14	15	17	18	19	20	21	22

(F) FRÜHSTÜCK   (M) MITTAGESSEN   (A) ABENDESSEN   (S) SNACKS

SPORT-BEWEGUNG-FITNESS	SETS-STRECKE	DAUER

SCHRITTE ___________   Ø HERZFREQUENZ ___________

STRECKE ___________   GEWICHT ___________

ETAGEN ___________   SCHLAFDAUER ___________

ZUFRIEDEN

GEMÜTSZUSTAND

TAG 69 DATUM __________

FRÜHSTÜCK	MITTAGESSEN	ABENDESSEN	SNACKS
kcal	kcal	kcal	kcal
			GETRÄNKE

GESAMTKALORIEN __________

5 6 7 8 9 10 11 12 13 14 15 17 18 19 20 21 22

(F) FRÜHSTÜCK (M) MITTAGESSEN (A) ABENDESSEN (S) SNACKS

SPORT-BEWEGUNG-FITNESS	SETS-STRECKE	DAUER

👣 SCHRITTE __________   ♥ ⌀HERZFREQUENZ __________

STRECKE __________   ⚖ GEWICHT __________

ETAGEN __________   Zᶻᶻ SCHLAFDAUER __________

ZUFRIEDEN 👍 👎   GEMÜTSZUSTAND 😊 😃 😁 😀 😛 😣 😢 😖

TAG 70 DATUM __________

FRÜHSTÜCK	MITTAGESSEN	ABENDESSEN	SNACKS
kcal	kcal	kcal	kcal
			GETRÄNKE

GESAMTKALORIEN __________

5	6	7	8	9	10	11	12	13	14	15	17	18	19	20	21	22

Ⓕ FRÜHSTÜCK Ⓜ MITTAGESSEN Ⓐ ABENDESSEN Ⓢ SNACKS

SPORT-BEWEGUNG-FITNESS	SETS-STRECKE	DAUER

SCHRITTE __________ ∅ HERZFREQUENZ __________

STRECKE __________ GEWICHT __________

ETAGEN __________ SCHLAFDAUER __________

ZUFRIEDEN

GEMÜTSZUSTAND

FRÜHSTÜCK	MITTAGESSEN	ABENDESSEN	SNACKS
kcal	kcal	kcal	kcal
			GETRÄNKE

GESAMTKALORIEN ______________

5 6 7 8 9 10 11 12 13 14 15 17 18 19 20 21 22

(F) FRÜHSTÜCK   (M) MITTAGESSEN   (A) ABENDESSEN   (S) SNACKS

SPORT-BEWEGUNG-FITNESS	SETS-STRECKE	DAUER

👣 SCHRITTE ______________   ♥ ⌀HERZFREQUENZ ______________

📍 STRECKE ______________   ⚖ GEWICHT ______________

ETAGEN ______________   Zᶻᶻ SCHLAFDAUER ______________

ZUFRIEDEN   GEMÜTSZUSTAND

TAG 72 DATUM _______________

FRÜHSTÜCK	MITTAGESSEN	ABENDESSEN	SNACKS
kcal	kcal	kcal	kcal
			GETRÄNKE

GESAMTKALORIEN _______________

5	6	7	8	9	10	11	12	13	14	15	17	18	19	20	21	22

Ⓕ FRÜHSTÜCK   Ⓜ MITTAGESSEN   Ⓐ ABENDESSEN   Ⓢ SNACKS

SPORT-BEWEGUNG-FITNESS	SETS-STRECKE	DAUER

SCHRITTE _______________   ♥ ∅HERZFREQUENZ _______________

STRECKE _______________   ⚖ GEWICHT _______________

ETAGEN _______________   Zᶻᶻ SCHLAFDAUER _______________

ZUFRIEDEN

👍 👎

GEMÜTSZUSTAND

☺ 😊 😎 😁 😛 😵 ☹ 😠

TAG 73 DATUM ___________

FRÜHSTÜCK	MITTAGESSEN	ABENDESSEN	SNACKS
kcal	kcal	kcal	kcal
			GETRÄNKE

GESAMTKALORIEN ___________

| 5 | 6 | 7 | 8 | 9 | 10 | 11 | 12 | 13 | 14 | 15 | 17 | 18 | 19 | 20 | 21 | 22 |

(F) FRÜHSTÜCK   (M) MITTAGESSEN   (A) ABENDESSEN   (S) SNACKS

SPORT-BEWEGUNG-FITNESS	SETS-STRECKE	DAUER

SCHRITTE ___________   Ø HERZFREQUENZ ___________

STRECKE ___________   GEWICHT ___________

ETAGEN ___________   SCHLAFDAUER ___________

ZUFRIEDEN   GEMÜTSZUSTAND

TAG 74   DATUM __________

FRÜHSTÜCK	MITTAGESSEN	ABENDESSEN	SNACKS
kcal	kcal	kcal	kcal
			GETRÄNKE

GESAMTKALORIEN __________

| 5 | 6 | 7 | 8 | 9 | 10 | 11 | 12 | 13 | 14 | 15 | 17 | 18 | 19 | 20 | 21 | 22 |

Ⓕ FRÜHSTÜCK   Ⓜ MITTAGESSEN   Ⓐ ABENDESSEN   Ⓢ SNACKS

SPORT-BEWEGUNG-FITNESS	SETS-STRECKE	DAUER

👣 SCHRITTE __________   ♥ Ø HERZFREQUENZ __________

📍 STRECKE __________   ⚖ GEWICHT __________

🪜 ETAGEN __________   Z^z^z SCHLAFDAUER __________

ZUFRIEDEN   👍 👎

GEMÜTSZUSTAND   🙂 😀 😎 😁 😝 😕 ☹ 😣

FRÜHSTÜCK	MITTAGESSEN	ABENDESSEN	SNACKS
kcal	kcal	kcal	kcal
			GETRÄNKE

GESAMTKALORIEN __________

5	6	7	8	9	10	11	12	13	14	15	17	18	19	20	21	22

(F) FRÜHSTÜCK (M) MITTAGESSEN (A) ABENDESSEN (S) SNACKS

SPORT-BEWEGUNG-FITNESS	SETS-STRECKE	DAUER

SCHRITTE __________   Ø HERZFREQUENZ __________

STRECKE __________   GEWICHT __________

ETAGEN __________   SCHLAFDAUER __________

ZUFRIEDEN

GEMÜTSZUSTAND

TAG 76   DATUM __________

FRÜHSTÜCK	MITTAGESSEN	ABENDESSEN	SNACKS
kcal	kcal	kcal	kcal
			GETRÄNKE

GESAMTKALORIEN __________

| 5 | 6 | 7 | 8 | 9 | 10 | 11 | 12 | 13 | 14 | 15 | 17 | 18 | 19 | 20 | 21 | 22 |

Ⓕ FRÜHSTÜCK   Ⓜ MITTAGESSEN   Ⓐ ABENDESSEN   Ⓢ SNACKS

SPORT-BEWEGUNG-FITNESS	SETS-STRECKE	DAUER

SCHRITTE __________   ∅ HERZFREQUENZ __________

STRECKE __________   GEWICHT __________

ETAGEN __________   SCHLAFDAUER __________

ZUFRIEDEN

GEMÜTSZUSTAND

TAG 77   DATUM ___________

FRÜHSTÜCK	MITTAGESSEN	ABENDESSEN	SNACKS
kcal	kcal	kcal	kcal
			GETRÄNKE

GESAMTKALORIEN ___________

| 5 | 6 | 7 | 8 | 9 | 10 | 11 | 12 | 13 | 14 | 15 | 17 | 18 | 19 | 20 | 21 | 22 |

Ⓕ FRÜHSTÜCK   Ⓜ MITTAGESSEN   Ⓐ ABENDESSEN   Ⓢ SNACKS

SPORT-BEWEGUNG-FITNESS	SETS-STRECKE	DAUER

👣 SCHRITTE ___________   ♥ ⌀HERZFREQUENZ ___________

📍 STRECKE ___________   ⚖ GEWICHT ___________

ETAGEN ___________   Z^z SCHLAFDAUER ___________

ZUFRIEDEN   GEMÜTSZUSTAND

👍 👎   🙂 😀 😎 😁 😛 😵 ☹ 😣

FRÜHSTÜCK	MITTAGESSEN	ABENDESSEN	SNACKS
kcal	kcal	kcal	kcal
			GETRÄNKE

GESAMTKALORIEN __________

5	6	7	8	9	10	11	12	13	14	15	17	18	19	20	21	22

(F) FRÜHSTÜCK (M) MITTAGESSEN (A) ABENDESSEN (S) SNACKS

SPORT-BEWEGUNG-FITNESS	SETS-STRECKE	DAUER

SCHRITTE __________   ØHERZFREQUENZ __________

STRECKE __________   GEWICHT __________

ETAGEN __________   SCHLAFDAUER __________

ZUFRIEDEN   GEMÜTSZUSTAND

<table>
<tr><td colspan="4" align="center">TAG 79   DATUM __________</td></tr>
</table>

FRÜHSTÜCK	MITTAGESSEN	ABENDESSEN	SNACKS
kcal	kcal	kcal	kcal
			GETRÄNKE

GESAMTKALORIEN __________

5	6	7	8	9	10	11	12	13	14	15	17	18	19	20	21	22

(F) FRÜHSTÜCK   (M) MITTAGESSEN   (A) ABENDESSEN   (S) SNACKS

SPORT-BEWEGUNG-FITNESS	SETS-STRECKE	DAUER

SCHRITTE __________   Ø HERZFREQUENZ __________

STRECKE __________   GEWICHT __________

ETAGEN __________   SCHLAFDAUER __________

ZUFRIEDEN

GEMÜTSZUSTAND

TAG 80   DATUM _______________

FRÜHSTÜCK	MITTAGESSEN	ABENDESSEN	SNACKS
kcal	kcal	kcal	kcal
			GETRÄNKE

GESAMTKALORIEN _______________

5	6	7	8	9	10	11	12	13	14	15	17	18	19	20	21	22

(F) FRÜHSTÜCK   (M) MITTAGESSEN   (A) ABENDESSEN   (S) SNACKS

SPORT-BEWEGUNG-FITNESS	SETS-STRECKE	DAUER

👣 SCHRITTE _______________   ♥ ØHERZFREQUENZ _______________

📍 STRECKE _______________   ⚖ GEWICHT _______________

📶 ETAGEN _______________   Zᶻᶻ SCHLAFDAUER _______________

ZUFRIEDEN

👍 👎

GEMÜTSZUSTAND

🙂 😀 😁 😝 😛 😣 😞 😣

TAG 81   DATUM ___________

FRÜHSTÜCK	MITTAGESSEN	ABENDESSEN	SNACKS
kcal	kcal	kcal	kcal
			GETRÄNKE

GESAMTKALORIEN ___________

5	6	7	8	9	10	11	12	13	14	15	17	18	19	20	21	22

(F) FRÜHSTÜCK   (M) MITTAGESSEN   (A) ABENDESSEN   (S) SNACKS

SPORT-BEWEGUNG-FITNESS	SETS-STRECKE	DAUER

SCHRITTE ___________   Ø HERZFREQUENZ ___________

STRECKE ___________   GEWICHT ___________

ETAGEN ___________   SCHLAFDAUER ___________

ZUFRIEDEN   GEMÜTSZUSTAND

  DATUM ___________

FRÜHSTÜCK	MITTAGESSEN	ABENDESSEN	SNACKS
kcal	kcal	kcal	kcal
			GETRÄNKE

GESAMTKALORIEN ___________

5	6	7	8	9	10	11	12	13	14	15	17	18	19	20	21	22

Ⓕ FRÜHSTÜCK   Ⓜ MITTAGESSEN   Ⓐ ABENDESSEN   Ⓢ SNACKS

SPORT-BEWEGUNG-FITNESS	SETS-STRECKE	DAUER

SCHRITTE ___________   Ø HERZFREQUENZ ___________

STRECKE ___________   GEWICHT ___________

ETAGEN ___________   SCHLAFDAUER ___________

ZUFRIEDEN

GEMÜTSZUSTAND

TAG 83   DATUM ______________

FRÜHSTÜCK	MITTAGESSEN	ABENDESSEN	SNACKS
kcal	kcal	kcal	kcal
			GETRÄNKE

GESAMTKALORIEN ____________

| 5 | 6 | 7 | 8 | 9 | 10 | 11 | 12 | 13 | 14 | 15 | 17 | 18 | 19 | 20 | 21 | 22 |

Ⓕ FRÜHSTÜCK   Ⓜ MITTAGESSEN   Ⓐ ABENDESSEN   Ⓢ SNACKS

SPORT-BEWEGUNG-FITNESS	SETS-STRECKE	DAUER

SCHRITTE ____________   ♥ Ø HERZFREQUENZ ____________

STRECKE ____________   ⚖ GEWICHT ____________

ETAGEN ____________   Zᶻᶻ SCHLAFDAUER ____________

ZUFRIEDEN

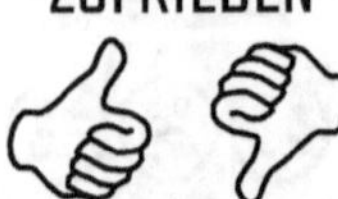

GEMÜTSZUSTAND

TAG 84   DATUM ___________

FRÜHSTÜCK	MITTAGESSEN	ABENDESSEN	SNACKS
kcal	kcal	kcal	kcal
			GETRÄNKE

GESAMTKALORIEN ___________

5	6	7	8	9	10	11	12	13	14	15	17	18	19	20	21	22

Ⓕ FRÜHSTÜCK   Ⓜ MITTAGESSEN   Ⓐ ABENDESSEN   Ⓢ SNACKS

SPORT-BEWEGUNG-FITNESS	SETS-STRECKE	DAUER

👣 SCHRITTE ___________   ♥ ØHERZFREQUENZ ___________

📍 STRECKE ___________   ⚖ GEWICHT ___________

🪜 ETAGEN ___________   Z^z SCHLAFDAUER ___________

ZUFRIEDEN

👍 👎

GEMÜTSZUSTAND

🙂 😃 😎 😁 😛 😕 🙁 😠

FRÜHSTÜCK	MITTAGESSEN	ABENDESSEN	SNACKS
kcal	kcal	kcal	kcal
			GETRÄNKE

GESAMTKALORIEN ___________

5	6	7	8	9	10	11	12	13	14	15	17	18	19	20	21	22

(F) FRÜHSTÜCK (M) MITTAGESSEN (A) ABENDESSEN (S) SNACKS

SPORT-BEWEGUNG-FITNESS	SETS-STRECKE	DAUER

SCHRITTE ___________ Ø HERZFREQUENZ ___________

STRECKE ___________ GEWICHT ___________

ETAGEN ___________ SCHLAFDAUER ___________

ZUFRIEDEN

GEMÜTSZUSTAND

TAG 86   DATUM _________

FRÜHSTÜCK	MITTAGESSEN	ABENDESSEN	SNACKS
kcal	kcal	kcal	kcal
			GETRÄNKE

GESAMTKALORIEN _________

5	6	7	8	9	10	11	12	13	14	15	17	18	19	20	21	22

Ⓕ FRÜHSTÜCK Ⓜ MITTAGESSEN Ⓐ ABENDESSEN Ⓢ SNACKS

SPORT-BEWEGUNG-FITNESS	SETS-STRECKE	DAUER

SCHRITTE _________   ØHERZFREQUENZ _________

STRECKE _________   GEWICHT _________

ETAGEN _________   SCHLAFDAUER _________

ZUFRIEDEN

GEMÜTSZUSTAND

TAG 87 DATUM ____________

FRÜHSTÜCK	MITTAGESSEN	ABENDESSEN	SNACKS
kcal	kcal	kcal	kcal
			GETRÄNKE

GESAMTKALORIEN ____________

| 5 | 6 | 7 | 8 | 9 | 10 | 11 | 12 | 13 | 14 | 15 | 17 | 18 | 19 | 20 | 21 | 22 |

Ⓕ FRÜHSTÜCK Ⓜ MITTAGESSEN Ⓐ ABENDESSEN Ⓢ SNACKS

SPORT-BEWEGUNG-FITNESS	SETS-STRECKE	DAUER

👣 SCHRITTE ____________   ♥ ⌀HERZFREQUENZ ____________

📍 STRECKE ____________   ⚖ GEWICHT ____________

ETAGEN ____________   Zᶻᶻ SCHLAFDAUER ____________

ZUFRIEDEN

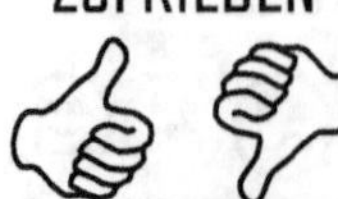

GEMÜTSZUSTAND

TAG 88 DATUM ___________

FRÜHSTÜCK	MITTAGESSEN	ABENDESSEN	SNACKS
kcal	kcal	kcal	kcal
			GETRÄNKE

GESAMTKALORIEN ___________

5	6	7	8	9	10	11	12	13	14	15	17	18	19	20	21	22

Ⓕ FRÜHSTÜCK　　Ⓜ MITTAGESSEN　　Ⓐ ABENDESSEN　　Ⓢ SNACKS

SPORT-BEWEGUNG-FITNESS	SETS-STRECKE	DAUER

SCHRITTE ___________　　Ø HERZFREQUENZ ___________

STRECKE ___________　　GEWICHT ___________

ETAGEN ___________　　SCHLAFDAUER ___________

ZUFRIEDEN

GEMÜTSZUSTAND

<table>
<tr><td colspan="4" align="center">TAG 89　DATUM ___________</td></tr>
<tr><td>FRÜHSTÜCK</td><td>MITTAGESSEN</td><td>ABENDESSEN</td><td>SNACKS</td></tr>
<tr><td align="right">kcal</td><td align="right">kcal</td><td align="right">kcal</td><td align="right">kcal</td></tr>
<tr><td></td><td></td><td></td><td></td></tr>
<tr><td></td><td></td><td></td><td></td></tr>
<tr><td></td><td></td><td></td><td></td></tr>
<tr><td></td><td></td><td></td><td>GETRÄNKE</td></tr>
<tr><td></td><td></td><td></td><td></td></tr>
<tr><td></td><td></td><td></td><td></td></tr>
<tr><td></td><td></td><td></td><td></td></tr>
<tr><td colspan="3">GESAMTKALORIEN ___________</td><td></td></tr>
</table>

5　.6　7　8　9　10　11　12　13　14　15　17　18　19　20　21　22

(F) FRÜHSTÜCK　　(M) MITTAGESSEN　　(A) ABENDESSEN　　(S) SNACKS

SPORT-BEWEGUNG-FITNESS	SETS-STRECKE	DAUER

SCHRITTE ___________　　♥ Ø HERZFREQUENZ ___________

STRECKE ___________　　GEWICHT ___________

ETAGEN ___________　　Z^zz SCHLAFDAUER ___________

ZUFRIEDEN　　　　　　GEMÜTSZUSTAND

TAG 90 DATUM __________

FRÜHSTÜCK	MITTAGESSEN	ABENDESSEN	SNACKS
kcal	kcal	kcal	kcal
			GETRÄNKE

GESAMTKALORIEN __________

| 5 | 6 | 7 | 8 | 9 | 10 | 11 | 12 | 13 | 14 | 15 | 17 | 18 | 19 | 20 | 21 | 22 |

Ⓕ FRÜHSTÜCK　　Ⓜ MITTAGESSEN　　Ⓐ ABENDESSEN　　Ⓢ SNACKS

SPORT-BEWEGUNG-FITNESS	SETS-STRECKE	DAUER

SCHRITTE __________　　ØHERZFREQUENZ __________

STRECKE __________　　GEWICHT __________

ETAGEN __________　　SCHLAFDAUER __________

ZUFRIEDEN　　　　GEMÜTSZUSTAND

NOTIZEN

NOTIZEN

NOTIZEN

NOTIZEN

NOTIZEN

NOTIZEN

NOTIZEN

NOTIZEN

NOTIZEN

NOTIZEN

www.ingramcontent.com/pod-product-compliance
Lightning Source LLC
Chambersburg PA
CBHW070736250726
48662CB00004B/1558